Les Hémorragies dans les maladies du foie

Par le Dr J. Baylac,

Professeur agrégé à la Faculté de médecine, médecin des hôpitaux.

La fréquence des hémorragies dans les maladies du foie est une notion presque aussi vieille que la médecine. Hippocrate avait mentionné cette coïncidence. Galien signala l'hémorragie de la narine droite comme un symptôme d'un état morbide du foie et, au commencement du siècle dernier, Portal considéra le mélæna comme l'indice fréquent d'un trouble hépatique.

Il faut arriver à Gubler et à Monneret, en 1854, pour trouver une étude d'ensemble sur les hémorragies produites par les affections du foie. Monneret fit de ces hémorragies une loi générale commune à la plupart des maladies du foie ; il montra qu'elles constituaient l'un des symptômes les plus importants de la pathologie de cet organe.

Depuis, cette question a fait l'objet de très nombreux travaux. Nous citerons ceux de Harley, Murchinson, Frerich, la thèse d'agrégation de M. le professeur Bouchard sur les hémorragies dans les maladies; ils ont établi que les hépatiques sont plus sujets que n'importe quelle catégorie de malades aux épistaxis, aux stomatorragies, aux hémorroïdes, aux hématémèses, aux hémoptysies.

Le professeur Verneuil et les chirurgiens modernes ont attiré aussi l'attention sur la difficulté de l'hémostase au cours des opérations chez les sujets atteints d'affections du foie.

Mais ce n'est que dans ces dernières années que les causes intimes de ces hémorragies ont été élucidées grâce à la connaissance plus exacte et plus complète de l'action du foie sur la composition et la régulation du sang et de son rôle sur la coagulation sanguine.

Enfin, M. le professeur Gilbert et son élève M. Lereboullet ont récemment introduit, en clinique, la notion de la cholémie simple familiale, qui permet de comprendre un certain nombre de désordres pathologiques jusque-là obscurs et de les rattacher à une altération hépatique et biliaire.

Nous aurons à revenir sur tous ces faits, quand nous étudierons la *pathogénie des hémorragies* dans les maladies du foie.

Nous désirons auparavant étudier les *caractères cliniques de ces hémorragies* et *passer en revue les diverses affections hépatiques* au cours desquelles on les observe de préférence.

Cette étude clinique et étiologique rendra plus facile l'étude pathogénique.

Symptomatologie. — DIVERSES VARIÉTÉS D'HÉMORRAGIES. — On peut observer toutes les variétés d'hémorragies et elles peuvent se produire sur tous les points de l'organisme : téguments, muqueuses, séreuses, viscères, organes et appareils.

I. HÉMORRAGIES DANS LE TERRITOIRE DE LA VEINE PORTE. — Un certain nombre d'hémorragies se produisent dans le territoire de la veine porte.

La *veine porte* est un volumineux vaisseau à sang noir, qui recueille le sang de tous les viscères abdominaux, le rein et le foie exceptés, et l'apporte au foie : on l'a comparée avec raison à un arbre dont les racines plongent dans toute l'étendue du tube gastro-intestinal et dont les branches se ramifient dans le foie.

On comprend que les altérations de cet organe retentissent sur le tronc ou les branches d'origine de la veine porte.

On observe alors des *hématémèses* plus ou moins abondantes, quelquefois mortelles, donnant lieu tout au moins au tableau clinique des hémorragies internes. Elles ont pour origine une hémorragie du pharynx, de l'œsophage ou de l'estomac, consécutive à la rupture de varices œsophagiennes, de nœvi vasculaires ou d'exulcérations gastriques.

S'il s'agit d'hémorragies intestinales, on a du *mélæna,* c'est-à-dire des vomissements de sang noir, en partie digéré, rappelant l'aspect de la suie délayée dans de l'eau ; on peut avoir aussi des *hémorroïdes* donnant lieu, fréquemment, à des écoulements sanguins.

Enfin, on a signalé la *rupture de la veine porte,* déterminant une hémorragie intra-péritonéale mortelle (cas de Frerich, Giacomini et Wilks).

A côté de ces hémorragies dans le territoire de la veine

porte, il en existe un deuxième groupe : les hémorragies éloignées ou à distance.

II. Hémorragies a distance. — Ce sont les plus importantes et les plus fréquentes. Elles comprennent les hémorragies de la peau, des muqueuses, des séreuses et des viscères :

1° *Hémorragies cutanées.* — Au niveau de la peau, les hémorragies peuvent présenter les variétés les plus diverses : pétéchies, ecchymoses spontanées, purpura ; le plus souvent, il s'agit de dermatoses vasculaires, de télangiectasies cutanées ou *nœvi* ; ce sont de véritables angiomes de la peau.

Signalés dans les maladies du foie par M. le professeur Bouchard, dès 1889, par Hanot, par MM. Gaucher et Gilbert, ces nœvi se présentent sous deux aspects :

1° Sous forme de *taches rubis* ou légèrement saillantes, non entourées d'une auréole de capillaires dilatés, non pulsatiles, ne s'effaçant pas sous le doigt.

2° Sous forme de petits nodules surélevés, pulsatiles, un peu dépressibles, entourés d'une zone de télangiectasie : ce sont des *nœvi artériels*. Ils siègent au niveau du front, des joues, du dos es mains, des doigts, du thorax et de l'abdomen. Par le grattage ou les excoriations, ils peuvent devenir la cause d'hémorragies abondantes.

2° *Hémorragies des muqueuses.* — Ces nœvi se rencontrent encore sur les muqueuses de la bouche, du pharynx, de l'œsophage, de l'estomac. Ils sont une cause fréquente d'hémorragie, parfois mortelle, comme dans l'observation de M. Bouchard[1], femme alcoolique atteinte de cirrhose atrophique, ayant succombé à la rupture d'une nodosité vasculaire œsophagienne et présentant des nœvi sur la peau, la muqueuse buccale, le pharynx, l'œsophage.

L'hémorragie la plus fréquente, du côté des muqueuses, est l'*épistaxis* : elle se produit goutte à goutte ou en jet; l'écoulement est parfois très abondant. Si l'épistaxis est nocturne, l'écoulement du sang se fait dans le pharynx et l'œsophage : d'où souvent des causes d'erreur. On peut aussi observer des *stomatorragies*.

(1) *Revue de Médecine*, 1902.

Du côté de la muqueuse bronchique, il faut signaler les *hémoptysies.*

3° *Hémorragies des séreuses.* — Les séreuses peuvent être également le siège d'épanchements de sang et notamment la plèvre, le péricarde et le péritoine. Ce sont là des hémorragies rares. Plus importantes sont les hémorragies des viscères.

4° *Hémorragies des viscères.* — Au niveau du *rein*, on observe des hématuries fréquentes et parfois très abondantes.

Le *foie* est aussi parfois le siège d'hémorragies, surtout dans le cancer.

Du côté du *cerveau*, il faut signaler les hémorragies méningées, dont Gubler rapporte un très bel exemple dans sa thèse d'agrégation, et les *hémorragies cérébrales*, dont M. Gilbert a montré les rapports fréquents avec les maladies de foie.

Au niveau des *yeux*, on peut observer des *hémorragies rétiniennes* ou des *hémorragies sous-conjonctivales.*

Enfin l'*utérus* peut être le siège de *ménorragies* et de *métrorragies*, nettement en rapport avec les maladies du foie, et qui disparaissent avec l'état pathologique de cet organe. M. Dalché en a rapporté de nombreux exemples.

Telles sont les principales variétés d'hémorragies que l'on peut observer dans le cours des maladies du foie.

Etiologie. — Mais *tantôt ces maladies sont évidentes, manifestes; tantôt il s'agit d'affections latentes de foie.*

Maladies évidentes du foie. — Parmi les maladies évidentes du foie, il faut placer au premier rang l'*ictère grave.*

C'est l'expression de la destruction rapide de la cellule hépatique se traduisant par un état typhoïde, par de l'ictère et des hémorragies : les sujets sont souvent atteints en pleine santé; après quelques jours de fièvre, de courbature, de céphalée, apparaît de l'ictère bientôt suivi de troubles nerveux (délire, convulsions), de vomissements, de hoquets, de dyspnées et enfin d'hémorragies diverses (épistaxis rebelles, hémorragies gingivales, hématémèses, mélæna, hématuries, purpura, ecchymoses); la mort survient en quelques jours ou en deux ou trois semaines au milieu de symptômes ataxo-adynamiques.

A côté de cet ictère grave primitif, il faut placer l'*ictère grave secondaire*, qui survient dans une autre maladie (syphilis maligne, fièvre typhoïde, pneumonie), dans le cours d'une grossesse ou dans le cours d'une maladie du foie. Toutes les maladies du foie peuvent, à un moment donné, se compliquer des accidents hémorragiques de l'ictère grave.

L'ictère catarrhal lui-même ou *ictère infectieux bénin* s'accompagne souvent d'hémorragies : épistaxis, hémorragies cutanées.

Or, entre l'ictère bénin et l'ictère grave existe toute une série d'états intermédiaires parmi lesquels il faut placer l'ictère aggravé ou à rechutes de Mathieu Weill.

Parmi les maladies évidentes du foie qui s'accompagnent encore d'hémorragies, il faut citer les diverses variétés de *cirrhoses* : la cirrhose hypertrophique biliaire ou maladie de Hanot; la cirrhose biliaire splénomégalique; la cirrhose hypertrophique alcoolique, la cirrhose hypertrophique pigmentaire, la *cirrhose atrophique*, etc Dans cette dernière, les hémorragies se produisent le plus souvent dans le domaine de la veine porte (gastrorragies, hématémèses, mélæna, hémorroïdes) et moins fréquemment à distance (épistaxis, hémoptysies, purpura, hémorragies de la plèvre et du péritoine). Ces hémorragies se produisent à toutes les périodes de la maladie; quelquefois elles sont très précoces et entraînent la mort.

Dans le *cancer du foie*, les hémorragies sont fréquentes : on observe surtout du mélæna et des hémorragies intra-hépatiques.

Enfin, la tuberculose du foie, la lithiase biliaire, les kystes hydatiques du foie et la syphilis hépatique acquise ou héréditaire peuvent s'accompagner d'hémorragies. Relativement à la syphilis, M. Charrin a signalé les altérations fréquentes du foie chez les enfants ayant succombé à l'athrepsie, avec des hémorragies plus ou moins abondantes (42 fois sur 50 cas).

Dans toutes ces affections, l'altération hépatique est évidente ; la maladie est connue et, quand les hémorragies surviennent, il est facile d'en saisir la cause Il n'en est plus de même dans le groupe des maladies latentes du foie.

II. Maladies latentes du foie. — Ici, la lésion du foie est souvent méconnue, et quand les hémorragies se produisent, elles sont considérées comme des *hémorragies essentielles, primitives*.

Parmi ces maladies latentes du foie, il faut placer : la stéatose latente des alcooliques, la cirrhose alcoolique latente, la stéatose de la grossesse, les maladies biliaires (Gilbert et Lereboullet).

Les symptômes cliniques font défaut et la lésion du foie ne se révèle que par la tendance aux hémorragies.

La plus importante de ces affections latentes du foie, c'est l'*ictère acholurique simple* ou *cholémie simple familiale*, décrite par MM. Gilbert et Lereboullet. Les sujets qui en sont atteints présentent les hémorragies les plus diverses : épistaxis de croissance, gingivorragies, gastrorragies simulant parfois l'ulcère de l'estomac, hémoptysies, ménorragies, métrorragies, purpuras.

MM. Gilbert et Lereboullet ont été ainsi conduits à décrire une forme hémorragique de la cholémie familiale.

Avec eux, on peut se demander si la plupart des faits qualifiés d'*hémophilie* ne doivent pas rentrer dans cet état pathologique ?

Les hémorragies que l'on observe dans le cours des *infections* et des *intoxications* peuvent également trouver leur explication dans l'état cholémique du sujet. C'est cet état cholémique qui commande, qui favorise les manifestations hémorragiques : il explique la fréquence des hémoptysies dans la tuberculose pulmonaire, des hémorragies intestinales dans la fièvre typhoïde et des hémorragies diverses dans les fièvres éruptives et, notamment, dans la variole. Il y a quelques années, une épidémie de variole hémorragique a sévi chez des Esquimaux venus à Paris, au Jardin d'acclimatation. A l'autopsie, on constata une dégénérescence graisseuse extrêmement accusée du foie. On est en droit de penser que cette lésion hépatique, chez des sujets se nourrissant en grande partie d'aliments gras, a joué un rôle important dans la détermination de la forme hémorragique de la maladie.

Diagnostic. — En présence d'hémorragies abondantes, il faut toujours penser à l'ictère acholurique simple. On peut d'ailleurs faire la preuve de son existence par l'*examen du sérum sanguin* et la recherche de la bilirubine à l'aide de la réaction de Gmelin ; il suffit de faire arriver de l'acide azotique nitreux dans le fond d'un tube contenant le sérum ; on voit apparaître un anneau bleu-verdâtre au-dessus du coagulum albumineux. On peut *doser la teneur du sérum en bilirubine* grâce à un élégant procédé de dilution du sérum préconisé par MM. Gilbert, Herscher et Posternack.

La constatation de la bilirubine dans le sérum sanguin suffit pour déceler l'état cholémique du sujet. Mais l'abondance des hémorragies n'est pas proportionnelle à la quantité des pigments biliaires contenus dans le sérum.

Pronostic. — La présence de ces pigments dans le sérum doit faire réserver le pronostic de ces hémorragies. Si, dans quelques circonstances, les hémorragies sont *utiles* et *favorables* (hémorroïdes), il faut toujours craindre, dans ces conditions, *leur répétition* et *leur gravité*. Ces hémorragies peuvent être, en effet, mortelles alors que l'altération du foie est peu avancée, comme dans certains cas de cirrhose atrophique, où la mort par hémorragie se produit au début de la maladie.

Pathogénie. — Quel est le *mécanisme de ces hémorragies* dans les maladies du foie.

Ce mécanisme ne saurait être univoque et pour produire les hémorragies si diverses que nous venons de passer en revue, divers facteurs pathogéniques doivent intervenir.

Il n'est pas douteux, par exemple, que les hémorragies cutanées, séreuses ou viscérales de l'ictère grave relèvent d'un autre mécanisme que les hémorragies gastro-intestinales de la cirrhose atrophique.

Les premières se rapportent plus volontiers aux altérations de la cellule hépatique; les secondes dépendent d'obstacles à la progression du sang dans les capillaires terminaux de la veine porte.

Et ce ne sont pas là les deux seules causes d'hémorragie dans les maladies du foie. Aux troubles fonctionnels de la cellule hépatique d'une part, et à l'exagération de la tension portale de l'autre, se surajoutent d'autres modes pathogéniques d'hémorragies.

Ce sont ces divers processus hémorragiques que nous allons étudier. Nous les envisagerons dans leur sens le plus général.

Comment le sang peut-il faire issue au dehors des vaisseaux et produire des hémorragies?

Conditions générales des hémorragies. — Toute hémorragie reconnait pour cause l'un des trois facteurs suivants :

1° *Une altération des parois vasculaires;*

2° Une *modification de la pression sanguine* soit par augmentation de la tension vasculaire générale, soit par congestion et vaso-dilatation.

3° Une *modification de la composition du sang*, permettant son issue hors des vaisseaux.

Etudions ces conditions générales des hémorragies dans les maladies du foie.

I. — ALTÉRATIONS DES PAROIS-VASCULAIRES — Les lésions hépatiques entraînent-elles une altération des parois vasculaires ? Cela n'est pas douteux.

Lancereaux, Budd ont signalé des altérations des vaisseaux et des capillaires. Hanot a décrit les varices œsophagiennes, hémorroïdales et gastriques. MM. Dieulafoy et Giraudeau attribuent l'ascite, qui accompagne si fréquemment la cirrhose atrophique, à une inflammation légère des radicules d'origine de la veine porte. On rencontre aussi dans cette affection des exulcérations gastriques et intestinales, dues à des lésions artérielles très bien étudiées par M. le professeur Tripier.

Ces diverses lésions coexistent, chez les cirrhotiques, avec des lésions vasculaires plus éloignées : varicosités de la face, nœvi capillaires ou artériels. Ces nœvi peuvent être très nombreux, nous l'avons vu. Leur étude histologique a été faite récemment par M. Claude[1] : ils sont constitués par des capillaires dilatés en ampoules, en sinus, ou subissant la transformation caverneuse, en communication large avec des artérioles ou des veinules dilatées et à parois épaissies.

Quelles sont les *causes de ces lésions vasculaires* ? Les cas de Claude concernaient des cirrhotiques à la fois alcooliques et tuberculeux : peut-être l'intoxication éthylique ou tuberculinique joue-t-elle un rôle adjuvant dans l'apparition de ces néoplasmes !

Il est naturel de penser que la même cause agit sur le foie et les vaisseaux. La cellule hépatique lésée peut intervenir à son tour. A l'état normal, le foie possède un véritable rôle antitoxique ; il arrête au passage les poisons exogènes et endogènes. Si la cellule hépatique est altérée, les poisons passent dans la circulation générale et vont agir sur les vaisseaux, le sang et les tissus.

D'autre part, si l'on tient compte de ce fait, que les *hépatiques sont ordinairement des arthritiques*, c'est-à-dire des sujets chez

(1) Claude. Soc. méd. des Hôpit., 6 février 1903.

lesquels la nutrition est ralentie, la lésion du foie va encore augmenter le ralentissement de la nutrition.

L'analyse des urines révèle, en effet, une augmentation de la toxicité, une diminution du coefficient $\frac{AzU}{Azt}$ et une augmentation du coefficient $\frac{Ct}{Azt}$.

Les principes nocifs qui résultent du défaut de fonctionnement de la cellule hépatique viennent ajouter leur action à celle des poisons exogènes ou endogènes qu'elle n'est plus capable de fixer.

D'autre part, les lésions du rein sont souvent associées aux lésions du foie. Une étroite synergie fonctionnelle unit ces deux organes et à l'auto-intoxication d'origine hépatique se surajoute une auto-intoxication d'origine rénale.

II. Troubles de la pression sanguine. — Il existe, en outre, des troubles de la pression sanguine.

On observe d'abord de l'*hypertension dans le territoire de la veine porte* par suite de la gêne circulatoire au niveau du foie. Cette hypertension se traduit par des hémorroïdes, des varices œsophagiennes, de la splénomégalie, de la circulation collatérale sous-cutanée et une légère ascite. On peut la mettre en évidence par l'épreuve de l'*opsiurie* due à MM. Gilbert et Lereboullet : elle consiste en un retard dans l'émission des urines; cette émission est plus abondante loin du repas.

Du *côté de la circulation générale*, on constate une *diminution de la tension artérielle* (10 à 13 centimètres de mercure), accompagnée d'une oligurie très accusée.

L'hypertension portale explique, par la *gêne mécanique* qu'elle détermine, les hémorragies gastro-intestinales, qui se produisent de préférence au niveau des radicules d'origine de la veine porte et au niveau de ses anastomoses avec la veine cave inférieure (rectum, œsophage). Ces hémorragies sont d'ailleurs facilitées par les altérations des parois vasculaires.

Néanmoins, l'*apparition précoce des hémorragies*, dans certains cas de cirrhose atrophique, à la période pré-ascitique, alors que la gêne circulatoire est légère, a conduit certains auteurs et notamment MM. Debove et Courtois-Suffit, à admettre une *congestion subite de la veine porte* comme cause des hémorragies gastro-intestinales.

Cette théorie doit être opposée à la théorie mécanique précédente : elle en diffère en ce qu'elle est sous la dépendance unique du système nerveux.

Par l'intermédiaire du nerf dépresseur de Cyon, *les vaisseaux du système porte deviendraient à certains moments le siège d'une brusque dilatation*. Chez le sujet sain, la congestion qui en résulte ne donnera pas lieu à une hémorragie, parce que le foie peut se tuméfier et loger des quantités de sang considérables ; mais, si le foie est cirrhosé, il perd son élasticité : survienne alors une congestion du système porte, elle pourra se distendre jusqu'à amener sa rupture, c'est-à-dire une hémorragie. Cette hémorragie se produira de préférence là où il existe une lésion antérieure, ou tout au moins une moindre résistance du système porte

Hanot expliquait ainsi certaines hémorragies de la lithiase biliaire et notamment les hémoptysies que l'on observe dans cette affection.

Ne pourrait-on pas expliquer par cette action vaso-dilatatrice les hémorragies de certains territoires cutanés et muqueux ?

Après les travaux de Head, on avait pensé que certaines régions de la peau ou des muqueuses correspondent à certains viscères ; il existerait entre elles et ces derniers des rapports sensitifs et vaso-moteurs étroits.

Peut-être est-ce ainsi qu'il faut expliquer la fréquence de l'épistaxis de la narine droite dans les affections du foie, cette hémorragie se produisant presque toujours en un même point très limité : sur la cloison, tout près de l'orifice antérieur ! Il y aurait, dans ce cas, à faire intervenir l'action des poisons vaso-dilatateurs tels que certaines ectasines organiques ou leucomaïnes, que le foie ne suffit plus à détruire ou à fixer.

Cette théorie nous conduit ainsi à étudier le troisième facteur, le plus important des hémorrhagies, les altérations sanguines.

III. Altérations sanguines. — Ces altérations ont servi de base à la théorie humorale des hémorragies, défendue avec ardeur par Monneret. Elles sont de deux sortes : les unes portent sur les éléments globulaires et les autres sur le sérum.

Les *globules rouges* sont habituellement diminués dans les maladies du foie : leur nombre varie de 4,500,000 à 2,200,000 ; leur valeur globulaire, c'est-à-dire leur richesse en hémoglobine, est également diminuée ; enfin, ils sont fréquemment altérés ; il existe une véritable poïkilocytose. Les leucocytes sont, au contraire, légèrement augmentés. On voit apparaître de l'éosinophilie. Il y a une diminution notable des hématoblastes.

Le *sérum* présente des altérations nombreuses. Il est plus ou moins foncé, suivant sa richesse en pigments biliaires. Nous avons déjà vu l'importance de la présence de la bilirubine dans le sérum, ses modes de recherches et de dosage.

Nous devons signaler, en outre, les *troubles de la coagulabilité.* Ils se traduisent par la longue durée et l'abondance des hémorragies, par le retard considérable de la coagulation du sang extravasé et souvent par le défaut de rétractilité du caillot. On comprend, dans ces conditions, la fréquence des hémorragies dans les maladies du foie.

Quelles sont les *causes de ces altérations sanguines ?*

La *présence de la bile* doit être incriminée. Les pigments biliaires et en particulier la bilirubine, comme l'ont démontré les travaux aujourd'hui classiques de M. Bouchard, sont très toxiques.

La bile, par la bilirubine et ses acides biliaires, est un véritable poison, qui agit sur tout l'organisme, sur certains organes d'élimination, tels que le *rein* où elle peut, par son passage, provoquer des lésions de néphrite parenchymateuse diffuse, sur le système nerveux central, sur le cœur en déterminant de la bradycardie et, enfin, sur le *sang* lui-même.

Par l'injection d'acides biliaires dans le sang, on peut détruire un certain nombre de globules rouges et entraîner, chez les animaux en expérience, des ecchymoses et de fréquentes hémorragies.

Pour obtenir de tels résultats, il faut, il est vrai, une dose considérable de bile.

Rôle du foie. — Par suite, d'autres facteurs doivent intervenir pour la production des hémorragies, et c'est aux altérations des fonctions du foie qu'il faut attribuer le rôle le plus important dans les troubles de la coagulation du sang.

Le foie a des fonctions multiples : fonction glycogénique, fonction uréopoïétique, fonction hématopoïétique, fonction d'arrêt des poisons, fonction martiale (il emmagasine le fer).

Toutes ces fonctions sont troublées dans les maladies du foie. Il en est de même de son action sur la fibrine.

Enfin, des travaux récents ont montré qu'il possède une véritable action sur la coagulation.

Sans doute les auteurs ne sont pas d'accord sur ce mode d'action.

Il semble que le foie possède deux propriétés dont les effets sont diamétralement opposés : 1° une *action coagulante* bien étudiée par MM. Mairet et Vires, Gilbert et Carnot; 2° une *action anticoagulante.*

Pour mettre en évidence cette action anticoagulante, il suffit d'injecter des propeptones dans le sang d'un chien : on retarde indéfiniment la coagulation.

C'est là un fait qui paraît bien prouvé aujourd'hui, malgré les expériences contradictoires relatives à l'action des leucocytes : leur discussion nous entraînerait à l'étude de la question générale de la coagulation du sang.

Nous nous bornerons à retenir ce fait, que le foie exerce une action véritable sur la coagulation du sang.

D'autre part, il faut savoir qu'à l'état normal, le foie retient les *peptones* et les *albumoses* et contribue à la fixation de la chaux dans l'organisme. A l'état pathologique, il est incapable d'accomplir cette double action, qui joue un rôle important sur la coagulabilité du sang.

En résumé, *nombreuses sont les altérations sanguines qui résultent des troubles des fonctions du foie.*

Par suite, dans la production des hémorragies au cours des maladies de cet organe, il faut leur faire une place importante à côté des *altérations vasculaires* et des *troubles mécaniques* dus à l'hypertension ou à la vaso-dilatation.

L'absolutisme n'est pas de mise dans la pathogénie des hémorragies d'origine hépatique : l'éclectisme s'impose.

Si les lésions humorales interviennent le plus fréquemment, les lésions vasculaires et mécaniques sont prédominantes dans certains cas. Enfin. souvent elles s'associent.

L'expérimentation, d'ailleurs, a démontré l'intervention simultanée de ces divers facteurs dans la production des hémorragies.

M. Grenet, dans les laboratoires de MM. Brissaud et Achard, a déterminé, chez le lapin, une éruption exactement semblable au purpura exanthématique de l'homme.

1° En produisant une *altération dégénérative du foie* par une ligature temporaire du pédicule hépatique;

2° En *injectant dans la moelle lombaire* un mélange à parties égales d'*alcool-éther* et de *sérum d'hémophile.*

Il a obtenu des pétéchies sur les membres postérieurs.

Trois facteurs ont été nécessaires pour déterminer l'éruption purpurique : une altération hépatique, une altération nerveuse et une intoxication.

Ces expériences éclairent d'un jour nouveau la pathogénie des hémorragies dans leurs rapports avec les maladies du foie. Elles permettent de mieux comprendre la complexité de leurs facteurs étiologiques. Elles sont, en outre, la confirmation des faits cliniques étudiés, tout à l'heure, à la lumière de la physiologie pathologique. Enfin, elles fournissent des notions très utiles pour le traitement.

Traitement. — Il n'est pas possible de passer ici en revue les diverses méthodes thérapeutiques préconisées contre les hémorragies dans les maladies du foie. Nous nous bornerons à quelques indications générales. Une des plus importantes est l'*hémostase*. Contre les hémorragies externes, on aura recours aux solutions d'antipyrine, de chlorhydrate de cocaïne (à 1 p. 100), de chlorhydrate d'adrénaline (à 1/000); on évitera l'administration des médicaments à l'intérieur, en raison de leur action nocive sur la cellule hépatique déjà altérée.

Contre les hémorragies internes, le médecin est plus désarmé ; la thérapeutique s'adressera à l'état du foie et à l'état du sang. Pour rendre le sang plus coagulable, on aura recours à l'administration de la chaux (2 à 3 grammes de chlorure de calcium par jour). Dans certains cas de cirrhose avec ascite, une ponction abdominale, en diminuant l'hypertension portale, supprimera des hémorragies rebelles.

Dans ces derniers temps, on a préconisé l'*omentopexie* ou opération de Talma, consistant à fixer l'épiploon à la paroi de l'abdomen, dans le but de créer des anastomoses entre les veines de cet organe (dépendance du système porte) avec celles de la paroi (dépendance du système cave). On a même cherché à perfectionner l'omentopexie vraie, en lui adjoignant d'autres opérations complémentaires (drainage péritonéal, grattage péritonéal, hépatopexie, splénopexie, cholécystopexie, cholécystostomie). Ces diverses interventions n'ont encore donné que des résultats incertains.

Plus efficace et moins dangereuse sera la thérapeutique qui cherchera à améliorer les fonctions du foie. Le régime a, ici, une importance capitale ; on doit ménager à la fois le rein et le foie, car la plus grande solidarité unit ces deux organes. Le régime lacté, et de préférence le lait écrémé, rendra les plus grands services.

Enfin, dans certains cas, l'opothérapie hépatique, préconisée par MM. Gilbert et Carnot, sera employée avec le plus grand succès. La thérapeutique est, ici, d'accord avec la pathogénie, et il est toujours agréable de constater que si la thérapeutique est trop souvent symptomatique, elle profite, dans certaines circonstances, des notions étiologiques et pathogéniques, acquises grâce à la physiologie pathologique.

www.ingramcontent.com/pod-product-compliance
Ingram Content Group UK Ltd.
Pitfield, Milton Keynes, MK11 3LW, UK
UKHW020553230726
13925UKWH00006B/2583

9 782019 238810